Why 클린
How 클린

Why 클린
How 클린

초판 발행 2014년 03월 10일
개정 5 판 2024년 09월 10일

지은이 문동성
펴낸이 이태규
북디자인 강민정 • **영업마케팅** 유수진 • **전자책** 김진도

발행처 아이프렌드
주소 대전광역시 서구 괴정로 107 연흥빌딩 201호(괴정동 53-10번지)
전화 042-485-7844　**팩스** 042-367-7844
주문전화 070-7844-4735~7
홈페이지 www.ifriendbook.co.kr
출판등록번호 제 305 호

ⓒ문동성 (저작권자와 맺은 특약에 따라 검인을 생략합니다.)
ISBN 978-89-6204-267-2 (03510)

이 책은 저작권법에 따라 보호받는 저작물이므로 무단 전재와 무단 복제를 금지하며,
이 책 내용의 전부 또는 일부를 이용하려면 반드시 저작권자와 아이프렌드의
서면동의를 받아야 합니다.

• 값은 뒤표지에 있습니다.
• 잘못된 책은 구입처에서 바꾸어 드립니다.

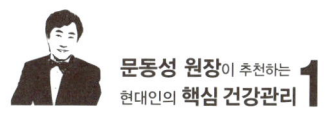

문동성 원장이 추천하는
현대인의 **핵심 건강관리** 1

Why클린
How클린

건강기능식품을 활용한 클린프로그램

머리말

 젊고 건강하고 날씬하게 그리고 오래살기는 사람이면 누구나 원하는 일이 아닐까싶다. 하지만 20대를 지나 나이의 변곡점인 40대, 60대, 80대로 향해 가면서, 그동안 자신도 모르게 몸에 붙은 식습관과 생활습관으로 그저 운명처럼 받아들이면서 살아가는 게 우리들의 자화상인 것 같다.

 여러 가지 의학정보들의 홍수 속에는 너무나 많은 광고성멘트들이 포함되어 있는 바람에 현상 뒤의 본질을 보는 눈을 키우기가 힘든 게 현실인 것이다. 단편적인 지식을 접하다가 우연히 자신에게 느낌이 오는 건강관리에 관한 정보들을 보고서는 마치 건강관리의 방법인양 믿어버리는 우를 범하게 되는 것이다.

 현대의학의 초점은 사람이 아니라 질병에 맞춰져

있다. 그래서 공격적으로 질병을 없애기 위한 무기들로 새로운 신약들을 개발하고 수술을 통해 제거하고 재건하는 방법에 집중하고 있는 것이다. 질병보다 더 중요한 것은 사람일 것이다. 사람 몸 안에는 누구든지 태어날 때부터 "자가 치유력"이라는 신이 주신 선물을 가지고 있다. 이러한 선물을 조용히 내버려두느냐, 수시로 꺼내보면서 갈고 닦느냐는 본인의 의지와 지혜에 있는 것이다.

미용성형을 하는 의사로서 영양학의 필요성을 안 지가 15여 년이 다 되어 간다.

비타민 세 알로 시작된 영양에 대한 내 관심은 이제 '해독'이라는 새로운 영역을 만나 내 삶과 건강을 리세팅 해주고 있다. 더불어 나는 기회, 선택, 집중,

사랑과 감사 등 부수적인 이득도 얻고 있다. 이 모든 것은 그 전에 느끼지 못하던 것으로 인생의 참된 의미를 생각해볼 기회를 얻어 무한한 감사를 느낀다.

20여 년 전, 우리나라에 비만클리닉이 등장하면서 시작된 비만과의 전쟁은 수많은 약물과 식욕억제제의 부작용을 낳았다. 그로 인해 많은 분이 고통과 요요현상을 겪었고 여전히 그것은 지금도 치료의 한계를 드러내고 있다. 게다가 그동안의 투자비용과 연구, 노력 등을 생각하면 줄어야 할 비만환자가 오히려 더 늘어나는 웃지 못할 일이 벌어지고 있다.

나는 병원에서 많은 지방흡입환자를 만나는데 그들에게 약물 처방 대신 클린프로그램을 권한 결과 다수가 긍정적인 효과를 얻었다. 실제로 많은 사람이 그 효과에 놀라고 고마워하는 것을 보면서 클린프로그램이야말로 '전신성형'이라는 것을 실감한다.

몸뿐 아니라 정신과 마음까지도 긍정적이고 적극

적으로 변하기 때문에 어떤 사람은 사업이 지체되거나 성장하지 못하면 클린프로그램을 통해 스스로를 점검하고 자기 자신과의 싸움에서 승리한다. 그런 사례를 보면서 클린프로그램은 현대인에게 필요한 최선의 전신건강법이자 우리가 실천할 수 있는 실용예방의학이 아닐까 하는 생각이 든다.

주위에서 암이나 심혈관으로 사망하는 사람들을 볼 때마다 남일 아닌 것 같고, 새삼 건강의 중요성을 생각하지만 그때뿐이다. 돌아서면 그 예방법이 있음에도 알려고 하지 않으며, 설령 알고 있어도 행동하지 못한다. 그저 습관적으로 마음속에 '다음에'를 품는 게 우리의 모습이다.

내가 적극적으로 권하고 싶은 것은 클린프로그램이다. 단식에서 유래된 클린프로그램은 미국의 심혈관전문의인 알레한드로 융거박사가 인도의 전통 의학인 아유르베다 의학에서 동기를 찾아서 의학적으로 재해석해서 전 세계적으로 알려진 건강프로그램이다. 원래원칙은 여러 과일과 야채를 이용하는 다양한 방법이 있지만, 바쁜 현대인이 일상생활을 영위하면서 실행하기엔 무리가 따른다. 시간적으로나 비용, 신선한 유기농 재료 구입 등에 한계가 따르기 때문이다.

이런 이유로 품질 좋은 건강기능식품을 활용해 쉽고 간편하게 클린프로그램을 할 수 있는 방법이 등장 했지만 안타깝게도 배고픔과 소식, 절식에 대한 잘못된 선입견, 건강에 대한 그릇된 편견이 이를 가로막고 있다. 우리는 태어나면서 부모님을 선택할 수가 없다. 내 몸의 각 부위를 만들고 있는 60조 개의 세포들도 마찬가지로 자신들의 의사와는 상관없이 주인인 나를 만나게 된 것이다. 나와 함께하는 운명의 세포들을 힘차게 단련시키는 리더십프로그램이 클린프로그램이라는 생각이 든다. 잘못된 주인을 만

나서 나쁜 식습관과 생활습관으로 부정적이고 소극적으로 돼버린 세포들에게 긍정적이고 적극적인 자세로 바꿔주는 건강마법의 지팡이가 있다면 눈 한번 딱 감고 그 지팡이를 잡아보기를 바란다. 진정한 건강과 진짜건강은, 나의 모든 세포들이 각자의 위치에서 자신의 맡은바 역할을 충분히 행할 때 이루어진다고 생각한다.

　클린프로그램은 현대인에게 정말 필요한 것이고 그 원리도 정확히 알고 나면 아주 간단하다. 현시대 최선의 예방의학인 클린프로그램으로 활기찬 에너지를 얻어 보람 있고 전성기를 누리던 시절로 함께 헤엄쳐 올라가는 것이 어떨까 싶다.

저자　문 동 성

개정판을 내면서

클린프로그램을 쉽게 이해시키기 위한 조그만 노력으로 "Why 클린 How클린"을 세상에 슬며시 내놓은 지가 3년이라는 시간이 흘렀다. 처음 책이 나오고 많은 분들의 격려와 관심 속에 "작지만 강한 책, 얇지만 속이 꽉 찬 책"이 될 거라는 확신을 가지고 사랑하는 주위 분들에게 클린프로그램의 중요성, 나아가 위대성을 알리기 위한 방편으로 많이 활용했던 것 같다. 여러 가지 해독이니 디톡스니 융거박사의 클린프로그램은 실천하기가 불편한데 비해서, 국민의 대다수가 알게 모르게 먹고 있는 건강기능식품을 활용한 클린프로그램은 바쁘게 움직이는 현대인들에게 최적의 디톡스라는 생각이 든다. 건강관리산업에 종사하시는 많은 건강관리의 네트워커 분들에게 이 책이 소개되면서, 너무나 과분한 사랑을 받게 되었다. 강의요청도 여러 군데서 들어오고……. 클린프로그램을 전달받은 사람들한테서 "네가 의사냐? 내 담당 의사한테 물어보고 할게!"라는 말을 듣고서 실망에 젖었던 많은 분들……. 영양학, 자연의학, 동종요법을 잘 이해 못하는 많은 의료인들의 칼날 같은 한마디 "이런 거 아무거나 드시지 마시고요. 제가 처방하는 약물 끊으면 큰일 납니다"라는 경고성의 말에 이러지도 저러지도 못하던 분들. 클린프로그램을 하면서 반드시 경험하게 되는 호전반응으로 견디다 못해, 결국 병원응급실로 가서는 들은 의사의 한마디 "조금만 늦었으면 큰일 날 뻔했습니다"라는 말에 클린을 권한 사람을 죄인처럼 만들어버리고…….

그동안의 경험과 실행을 통해서 클린프로그램을 권할 때는

1. 그분이 왜? 이 프로그램을 하는지를 반드시 알려주어야 한다.
   » 젊고 건강하고 날씬하게 그리고 약물의 부작용을 줄이거나 없애기 위해서이다.
   » 당신의 자가 치유력(면역력)을 올리기 위해서이다.

2. 그동안의 쌓였던 독소가 빠지면서 호전반응이 반드시 나타난다.
   » 호전반응은 부작용과는 다르다.
   » 증상이 1~2일 정도는 최대로 참되, 그냥 참지 말고 비타민 메가도즈나 천연 소염제복용.
   » 만약 3일 이상 계속되면서 계속 심해질 때에는 약간의 의학적인 도움(약물보다는 주사치료)을 받고서 다시 시작하자.

3. 만성질환이 오래된 경우는 일반 의사보다는 자연의학, 영양학을 이해하는 의사의 검진을 거친 후에 시작하자.

4. 장의 중요성을 이해하고 장 청소와 해독의 간단한 개념을 이해시킨 후에 하게 한다.

5. 비만이나 만성질환이 오래된 경우는, 완전한 습관 바꾸기를 위해서 3주보다 3개월간 하는 것도 괜찮다.
   » 첫 3주 : 1일 3식 | 두 번째 3주 : 1일 2식 | 세 번째 3주 : 1일 1식

그래서 이번 개정판에는 전체적으로 최신의 내용들을 추가하면서 특히, 장 관리 편과 호전반응에 대한 내용 그리고 그 대처법을 더더욱 보강하게 되었다.

클린프로그램을 진행하면서 "Why클린 How클린"을 반드시 정독하게 하면, 프로그램의 정확한 이해와 나타날 호전반응에도 당황하지 않을 것으로 생각된다. 현상보다 본질을 볼 줄 아는 지혜로운 선택이 되었으면 한다.

목차

머리말 04
개정판을 내면서 10

1장. 가장 실용적인 클린프로그램
1. 서양의학과 해독 시스템의 이해 18
2. 독소 범벅이 되어버린 우리의 몸과 지구 22
3. 독소와 우리 몸의 반응 28
4. 해독과 클린프로그램 30

2장. 해독 단계와 장 건강
1. 해독의 3단계 36
2. 해독 모드 강화하기 40
3. 우리 몸의 뿌리, 장 건강 44

3장. 클린프로그램 다이어트와 평생 건강
 1. 클린프로그램 실행 54
 2. 3주일 클린프로그램 58
 3. 호전반응(명현반응) 63
 4. 금기식과 주의사항 76
 5. 클린프로그램 다이어트 80
 6. 클린프로그램 후 관리 83

4장. 부록
 1. 권장식과 금기식 89

글을 마치며 92

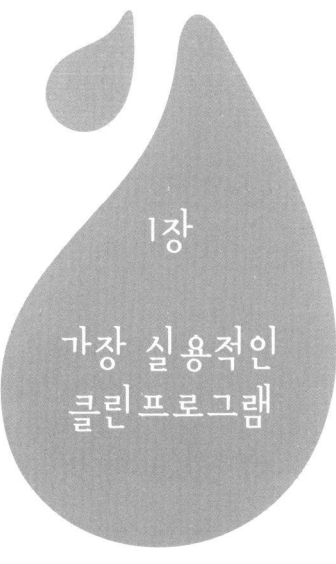

1장

가장 실용적인
클린프로그램

가장 실용적인 클린프로그램

1. 서양의학과 해독 시스템의 이해

서양의학은 이종요법(Allopathy)과 동종요법(Homeopathy)의 양대 축으로 나누어진다. 그런데 현대의학은 환자의 증상과 원인을 억제하는 이종요법을 중심으로 발달하였다. 열이 나면 해열제를 투여하고 통증이 있으면 진통소염제를, 혈압이 올라있으면 혈압강하제를, 혈당이 높으면 혈당강하제를 투여해서 검사상의 정상화를 위한 치료에 주안점을 두는 것이다. 특히 세균이 침입해서 병이 생길 시에도 몸의 면역력을 높이는 게 아니라, 세균을 죽이는 항생제를 투여하게 된다. 증상은 빠르게 완화되지만, 질병의 완치가 어렵고 필연적인 약물의 부작용이 생기게 되고 내 몸의 자가 치유력은 방해를 받게 되고 결국에는 약해진 자가 치유력을 가진 몸이 되는 것이다. 반면에 동종요법(Homeopathy)은 현대의학의 이종요법과 완전히 반대되는 개념의 치료법으로 천연의 자연추출물을 이용해서, 인체에다 일부러 질병의 증상과 비슷한 증상을 일으켜서, 자고 있는 자가 치유력을 일깨우고 키워서 질병을 물리치는 자연치료인 것이다. 결국 현대의학은 유감스럽게도 건강보다는 질병을 더 중요시하는 입장이며, 몸보다 질병퇴치에 주안점을 두는 의학인 것이다.

사람은 누구나 보물 상자(해독 시스템)를 갖고 태어난다. 우리 몸의 그 보물 상자, 즉 해독 시스템이 제대로 돌아가기만 하면 인체는 스스로 정화 작용을 할 수 있다. 그렇다면 현실은? 안타깝게도 우리는 너무 많이 먹고 또 자주 먹는다. 우린 배가 고파도 먹고 화가 나도 먹고 심심해도 먹는다. 그러다 보니 해독 시스템이 과부하에 걸려 많은 현대인이 여러 가지 질병과 증상에 시달리고 있다. 인체는 스스로 질병을 예방하고 치료할 수 있는 자연치유력을 가지고 있으며 디톡스의 핵심은 이러한 자연치유력의 증대에 있는 것이다.

그렇다면 현대인은 어떤 질환으로 시달리고 있을까?

대표적인 증상으로는 두통, 변비, 설사, 알레르기, 과체중, 우울증, 불안, 통증이 있다. 더구나 이러한 질환이 거의 만성적인 수준에 이르러 있다. 여기에다 피부 알레르기, 아토피, 천식, 만성염증, 암, 심혈관질환, 당뇨, 자가면역장애 등으로 시달리는 사람도

굉장히 많다. 이것은 한마디로 우리 몸의 해독 시스템에 장애가 왔다는 신호다. 이러한 면역력의 상태는 안색, 체온, 변비상태를 체크해보면 짐작을 할 수가 있다.

해독 시스템

해독 시스템(보물 상자) = 자가치유력(면역력)

- 오작동 → 질병
- 최상의 작동 → 자가치유, 재생, 젊음

지나친 섭취와 정화 작용 부진으로 우리 몸에 독이 쌓이면 장을 시작으로 해서 몸의 모든 기관이 하나씩 손상되고 만다. 다시 말해 해독이 이뤄지지 않을 경우 여러 장기에 이상이 발생한다. 장이 나빠지면서 간 기능도 나빠지고 혈액도 나빠지면서 전체적으로 장기 기능에 이상이 생기게 되는 것이다. 우리가 인체 내에 독을 만들지 않으려면 어떻게 해야 할까? 단적으로 말해 소화기계가 쉬게 만들어줘야 한다. 이것이 우리의 생명을 건강하게 유지하는 지름길이다. 나아가 소화기계를 쉬게 하는 해독요법이야말로 우리 몸이 스스로 재생하고 젊어지는 능력을 회복하게 해주는 최선의 예방의학이다.

2. 독소 범벅이 되어버린 우리 몸과 지구

 바람이 지구의 호흡이라면 인터넷은 신경계, 병원은 림프절, 강은 동맥, 숲은 폐, 산맥은 갈비뼈 그리고 수십억에 달하는 인간은 세포에 해당한다. 그만큼 지구는 살아 있는 유기체다. 그런데 거기에 세포처럼 존재하는 인간이 제멋대로 지구에 쓰레기를 양산하면서 오늘날 지구는 엄청난 독소에 시달리고 있다.

 이런 일은 인체 내에서도 마찬가지로 일어나고 있다. 우리가 체내에 음식물을 마구 쏟아 넣으면서 인체는 날마다 독소와의 전쟁을 치르고 있는 것이다. 외형적으로는 분명 100세 시대지만 그 내면을 살펴보면 숱한 사람들이 시름시름 앓고 있다. 지금이 100세 시대라는 것은 맞는 얘기다. 현대의학의 눈부신 발전과 더불어 우리는 100세 시대를 맞이하고 있다.

 그런데 왜 의학이 발달할수록 아픈 사람들이 그토록 늘어나는 것일까? 만성질환으로 고통받는 이들은 또 왜 그토록 많은 것일까? 그야말로 실소를 머금게 하는 아이러니가 아닌가.

 이제 우리는 그 이유를 제대로 살펴봐야 한다. 신문을 보면 날마다 새로운 의학 기술이 등장할 정도로 의학 수준은 날로 성장하고 있는데, 병원은 왜 그처럼 많은 사람들로 붐비는 것일까? 한마디로 말하

자면 독소 탓이다. 우리가 독소와의 전쟁에서 진 것이다.

 전쟁을 치르려면 공격과 수비의 조화가 필요한데, 우리는 지금 곤란하게도 너무 공격 편중의 발전에만 신경을 쓰는 경향이 강하다. 이제라도 우리는 이 점에 대해 깊이 생각해봐야 한다. 내 몸의 수비력인 자가면역을 최대로 활용하고 발전시키는 것이 가장 효율적인 승리의 비결이기 때문이다. 또한 이것이 현대의학의 뒤안길에서 고통받는 이들을 최소로 줄이는 가장 좋은 방편이다.

 지난 수십 년간 '독소'에 대해 아무도 알려주지 않았고 또 아무도 알려고 하지 않았다. 그 사이에 우리 몸은 수많은 독소에 점령당하고 말았다. 세포 하나하나가 독소에 시달리고 있다는 얘기다. 왜 우리의 세포는 독소에 시달리느라 지쳐가고 있는 것일까? 우리의 식습관 때문이다. 과음, 과식, 폭식을 비롯해 가

공식품, 첨가물이 잔뜩 들어간 식품, 조미료로 간한 음식 등 생명 에너지는 없고 오직 입맛만 사로잡는 음식으로 인해 우리의 세포는 지쳐버린 것이다.

독소의 분류

내독소(Endotoxin)

- 대사활동 후의 활성산소
- 정상적인 세포활동 후에 배출된 노폐물. 요산, 젖산, 암모니아, 호모시스테인 등
- 세균에서 만들어진 독소

외독소(Exotoxin)

- 농약, 식품첨가물, 공해로 인한 오염물질, 주방세제, 청결제 등에 들어 있는 프탈레이트 · 수은 · 트랜스지방산 · 벤젠 · 트리할로메탄

정신적 독소

🌱 스트레스

독소는 내독소와 외독소로 나눌 수 있다. 내독소란 세포의 대사 후에 생기는 활성산소, 정상적인 세포활동 후에 생기는 노폐물인 요산·젖산·암모니아·호모시스테인, 그리고 세균에서 생기는 독소 등을 말한다. 외독소에는 농약이나 식품첨가물, 공해로 인한 오염물질, 주방세제, 청결제 등에서 발생하는 수은·프탈레이트·벤젠·트리할로메탄·트렌스지방산 등이 있다. 또한 현대인들에게 가장 많은 정신적인 독소인 스트레스가 만병의 근원으로 자리잡은 것도 잊어서는 안 된다. 스트레스가 쌓이면 입맛이 당기게 되고 탄수화물을 과다섭취해서 혈당이 오르게 되고 뒤이어 따르는 인슐린호르몬의 상승과 이어지는 급격한 하락

으로 저혈당에 빠지게 되고 다시 이것이 스트레스로 작용하는 악순환의 사이클로 들어가게 되는 것이다

  대사증후군이나 암도 근본적으로는 스트레스로 시작되는 악순환의 사이클의 악화로 인해서 생기는 것이다. 특히 현대인들이 좋아하고 즐겨 찾는 달콤함의 유혹으로 인한 탄수화물과다섭취(탄수화물중독증)는 우리 몸의 혈액상태를 항상 고인슐린혈증으로 만들어서 인슐린으로 인한 비만, 노화, 질병이 진행되는 것이다.

  이런 독소를 먹거나 접할 일은 없으니 걱정하지 않아도 된다고? 안됐지만 외식을 한 끼 먹더라도 이 중 몇 가지는 인체 내로 들어온다. 여기에다 밖에 외출이라도 할라지면 공해에 찌든 환경 속에서 온갖 독소를 들이마시게 된다. 물론 집 안이라고 해서 특별히 청정한 것도 아니다. 한마디로 현대인은 피할 수 없는 독소에 실시간으로 노출되어 있는 셈이다.

어쨌든 건강관리의 책임은 결국 자신에게 있으므로 스스로 몸을 지키기 위해 노력해야 한다.

3. 독소와 우리 몸의 반응

일단 우리 몸에 독소가 들어오면 인체는 본능적으로 끈적끈적한 점액을 만들어 독소를 에워싼다. 이는 세포를 보호하려는 방어 작용이다. 그런데 독소가 너무 많이 들어오는 바람에 덩달아 점액이 늘어나면 몸이 붓는다.

혹시 야식을 즐기는 편인가? 자기 전에 야식을 즐기는 사람은 대개 아침에 눈이 붓고 몸이 전체적으로 개운하지 않은 경험을 해봤을 것이다. 여기에는 몇 가지 이유가 있다. 우선 야식에는 여러 가지 화학첨가물이 들어간다. 심지어 화학첨가물로 범벅이 된

식품도 많다. 또한 야식에는 밀가루 제품이나 튀김처럼 간단하게 허기를 달랠 수 있는 식품이 많다. 한밤중에 된장국, 나물반찬과 함께 밥을 먹는 사람이 얼마나 되겠는가. 현대인이 좋아하는 밀가루 제품(빵, 라면, 우동, 칼국수 등)과 유제품, 백설탕, 붉은 고기(소고기, 돼지고기)는 대체로 점액 생성을 촉진하는 대표적인 산성식품이다. 아쉽게도 우리가 먹는 야식은 거의 다 이 안에 포함돼 있다.

우리가 이러한 음식을 많이 섭취하면 에너지는 점액을 생성하는 데 대거 투입된다. 이 경우 독소의 배출 단계(세포 → 혈액 → 장 → 대변)에 쓰일 에너지가 부족해져 결국 해독 작용이 약해지고 만다.

독소와 인체의 반응

🌱 체내 독소 유입 → 점액 생성 → **붓기**

- 음식과 함께 독소 섭취 → 장 점액 증가 → **변비** → 독소가 혈액으로 이동 → **몸 붓기(얼굴 붓기)**
- 점액 생성 식품 : **밀가루, 유제품, 정제한 백설탕, 붉은 고기**

독소가 체내에 유입되는 것을 줄이기 위해서는 가급적 소식을 하고 충분한 영양제를 섭취해 해독 작용을 도와야 한다. 또한 운동으로 체내에 남아도는 영양소를 태우는 것도 건강관리를 위해 중요한 일이다.

4. 해독과 클린프로그램

클린프로그램은 기능의학의 4R(Remove·Replace·Reinoculate·Repair)을 기본원칙으로 하고 있다. Remove

는 바이러스, 박테리아, 이스트, 기생충 등의 균류와 식품의 방부제, 식품첨가물, 항생제, 호르몬, 중금속, 염소 등의 물질과 밀가루 단백질인 글루텐, 유제품, 곡류 등을 제거하는 것이며, Replace는 소화효소를, Reinoculate는 프로바이오틱과 프리바이오틱의 신바이오틱(Synbiotic)을 공급하는 것이며 Repair는 장세포사이의 TJ장벽을 복구하는 것이다.

해독은 곧 건강 스위치를 켜는 것이나 마찬가지다. 건강 스위치를 켜면 두 가지 효과를 얻을 수 있다.

첫째, 우리 몸의 독소가 몸 밖으로 빠져나가고 더불어 정신적 독소인 스트레스가 해독된다. 덕분에 몸이 정상적으로 기능하며 스스로 치유하는 정화 작용이 잘 이뤄진다.

둘째, 식습관과 생활습관이 바뀌면서 습관 교정이 일어난다. 이때 정신적 독소가 빠져나가면서 부정적이고 소극적이던 사람이 적극적이고 긍정적인 마인

드로 재무장하게 된다.

해독이란?
- 독소 /스트레스 → **해독**
- **식습관/생활습관 교정** → 젊어짐 & 건강

결국 해독은 식습관과 생활습관 교정으로 건강과 에너지를 회복하고 최상의 외모, 상쾌한 기분을 느낄 수 있는 프로그램이라고 할 수 있다. 좋은 식습관(천천히, 골고루, 배부르지 않게)과 좋은 생활습관은 누구든지 알고 있다. 하지만 실행의 단계는 본인의 뜻대로 되지를 않는 게 일반적이다. 클린프로그램을 한 번 하고나면, 여태까지의 자신의 식습관에 변화가 일어나는 것을 느끼고 깜짝 놀라게 되는 경우도 많다.

그렇다면 클린프로그램이란 무엇을 말하는 것일까? 이것은 필요한 영양은 공급하되 쓸데없는 독소는 배출하는 프로그램을 말한다. 한마디로 인체 내의 나쁜 요소를 깨끗하게 청소하는 것이다.

클린프로그램

- 비타민, 미네랄, 항산화제, 식이섬유, 단백질을 충분히 공급해서 몸을 클린한다.
- 단백질 공급 → 혈액 내 중금속과 결합 → 중금속 정화

해독에 대한 사람들의 관심이 높아지면서 이미 여러 가지 클린프로그램이 사람들의 주목을 받고 있다. 예를 들면 물 단식, 주스 단식, 혼합 단식, 효소 단식, 제거 식이요법, 영양 단식 등이 있다. 우리에게 중요한 것은 그 종류가 아니라 가장 실용적인 요법이다. 과연 어느 것이 가장 실용적일까? 나는 해독의 기본 원리인 독소의 배출 단계, 중화 단계, 배설 단계를 충족시키는 클린프로그램을 권하고 싶다.

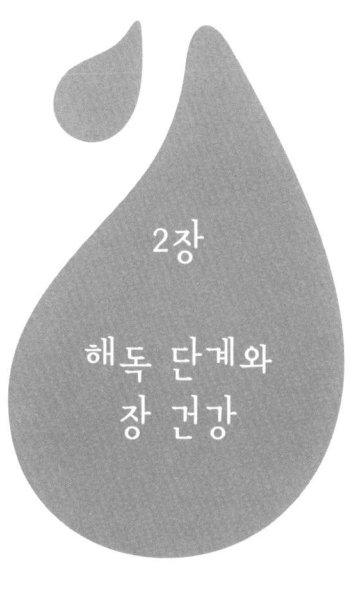

2장

해독 단계와
장 건강

해독 단계와 장 건강

1. 해독의 3단계

 음식이 우리 몸에서 완전히 소화되는 데는 마지막 식사 후 8시간(6~10시간) 정도가 소요된다고 한다. 물론 과식을 하거나 고형식, 조리된 음식을 섭취하면 소화하는 데 들어가는 시간이 늘어난다. 반면 마그네슘이 풍부한 음식이나 올리브유, 효소식품 등을 섭취할 경우에는 소화하는 데 드는 시간이 감소한다.

해독이 이뤄지려면 다음의 3단계가 순조롭게 진행되어야 한다.

해독의 3단계

- 배출 단계 : 독소가 조직에서 순환계로 흘러나온다.
- 중화 단계(간 해독) : 지용성 독소 → 수용성화(시토크롬 p450 효소의 작용으로) - 간해독작용(1단계, 2단계)
- 배설 단계 : 장 해독

첫째, 배출 단계다.

이것은 독소가 조직에서 순환계로 흘러나오도록 해주는 과정으로 많은 대사에 관여하는 비타민과 미네랄이 효소 작용을 도와서 이뤄진다.

둘째, 중화 단계다.

이는 간에서의 해독 작용을 말하며 먼저 시토크롬 p450으로 지용성 독소를 수용성화 함으로써 해독 작용이 이뤄진다. 이때 필요한 것이 충분한 항산화제와 비타민, 미네랄 영양소다. 만약 완전히 중화되지 못하고 일부만 해독될 경우 변형 독소가 인체 내를 돌아다니며 조직과 세포 손상을 유발한다. 무조건 굶는 단식이 건강에 해로운 이유가 여기에 있다. 영양소 부족으로 독소 배출 작용만 있고 간의 해독 작용이 제대로 이뤄지지 않는 것이다.

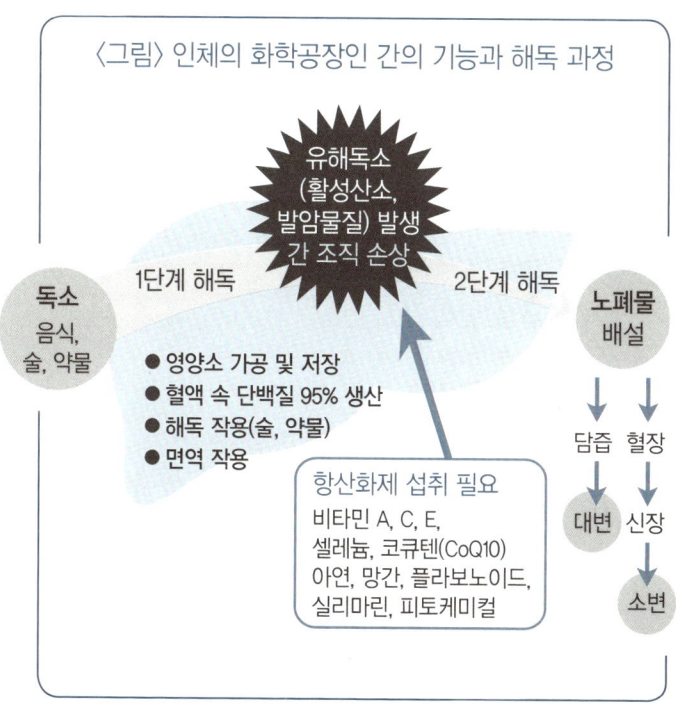

셋째, 배설 단계다.

해독된 독소들이 대변이나 소변으로 충분히 빠져나가지 않으면 몸에 재흡수 되어 더욱더 독한 독으로 작용할 수 있다. 그러므로 절대 변비가 생기지 않도록 수분, 식이섬유(수용성, 불용성), 유산균, 장 운동 활성제, 소화효소 등을 충분히 섭취해야 한다.

2. 해독 모드 강화하기

몸의 에너지는 우리의 몸 세포(60조~100조) 속 미토콘드리아라는 에너지 공장에서 음식물과 산소로 만들어지는데, 그 에너지는 개인의 근육(허벅지, 척추 근육, 엉덩이 근육 등)에 있는 미토콘드리아 수에 따라 사람마다 차이가 난다.

젊고 건강한 사람은 에너지가 넘치지만, 나이가 들면 근육이 줄면서, 미토콘드리아 수가 줄어들고 그 질도 떨어지기 때문에 에너지 대사가 줄어든다(기초대사량 감소). 만약 이때 섭취한 음식의 완전대사가 이뤄지지 않아 체내에 쌓이면 비만과 질병이 발생하게 된다.

디톡스의 개념

우리의 몸속 에너지 예산은 한정돼 있다.

- 🌱 **소화 모드** : 에너지 우선 사용
- 🌱 **해독 모드** : 에너지 나중 사용
- 🌱 소화 모드 시간 증가 → 질병, 비만
- 🌱 해독 모드 시간 증가 → 건강

: 에너지 증가 = 미토콘드리아 수와 질 증가

소식, 소화 효소, 생식 = 소화 모드에 쓰는 에너지 감소

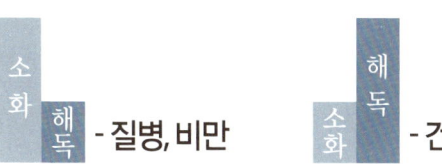

인체에서 가장 큰 부분을 차지하는 장기가 바로 소화기계다. 뇌를 제외하고 우리 몸에서 가장 많은 에너지를 필요로 하는 기관이 소화기계통이다. 그래서 우리 몸의 에너지 가운데 대부분은 섭취한 음식을 소화하는 데 쓴다. 문제는 해독 시스템이 소화가 다 이뤄지고 난 다음에야 작동하게 되어 있다는 점이다. 더 큰 문제는 음식물은 보통 마지막 섭취(저녁식사) 후 8시간 정도가 지나야 완전소화가 된다는 사실이다. 이후에 우리의 보물 상자인 해독 시스템이 열리면서 작동(대개 4시간 정도)하기 시작한다. 자율신경 균형으로 따지면 낮 동안의 교감신경우위에서 밤 동안의 부교감신경우위로 옮겨진 상태라야 해독과 재생이 이뤄지는 것이다. 교감신경우위에서는 중심부위의 장기들(주로 소화계)에 몰렸던 혈액들이 부교감신경우위가 되면 말초부위의 모세혈관으로 퍼지게 되고 여기서 인체의 해독과 재생작업이 이루어지는

것이다. 충분한 수면을 통한 부교감신경우위가 중요한 이유가 여기에 있는 것이다

아침 먹고 4시간, 점심 먹고 4시간, 저녁 먹고 12시간의 공복을 지키는 법칙, 즉 4-4-12법칙이야말로 해독 시스템을 활용하는 최선의 식사법이다. 특히 저녁 식사 후에 완전소화와 12시간의 금식원칙은 건강관리의 가장 중요한 원칙이라고 할 수가 있다. 예를 들어 저녁식사를 7시쯤에 하고 다음 날 아침식사를 7시쯤에 할 때까지 공복 상태를 유지하는 것(물은 마셔도 된다)이 보물 상자를 여는 방법이다.

젊고 날씬하고 건강하게 살고 싶은가? 그러면 해독 시스템이 충분히 작동하게 해줘야 한다. 다시 말해 소식을 하거나 생식, 효소를 충분히 섭취해 완전소화 소요 시간을 줄여주어서, 그다음에 작동하는 해독시스템이 맘껏 일할 수 있는 환경을 만들어줘야 한다.

3. 우리 몸의 뿌리, 장 건강

　미국 최고의 디톡스 전문가이자 뉴욕의 심장전문의인 알레한드로 융거 박사는 장(소장, 대장)이 우리 몸의 뿌리라고 말한다. 장을 튼튼하게 만드는 것이 건강의 첫걸음이라는 얘기다. 알고 있다시피 뿌리는 생명체의 근본 토대다. 뿌리가 튼튼해야 줄기, 잎사귀, 열매가 건강하니 말이다. 장(GUT)은 넓은 의미로 1.장내세균 2.장벽 3.장주위신경계 4.장주위임파계 등을 모두 포함하는 용어이다. 장내환경이 나빠지면 손상된 장점막세포의 미세융모 길이가 짧아지고 불규칙해지면서 원래길이보다 많이 짧아진다. 또한 장벽치밀결합(TJ밴드)의 파괴로 세포사이의 연결고리가 끊어지게 된다. 특히 우리들이 즐겨먹는 밀가루음식들의 단백질인 글루텐에서 유래된 '조눌린'이라는 물질이 장벽세포사이를 느슨하게 만드는 것으로 알려져 있다.그러면 영양소보다 분자량이 커서 체내로 들어올 수 없던 독소가 몸속으로 들어오게 되는데, 이것을 '장누수증후군'이라한다. 이러한 독소가 활성산소를 유발하고 염증반응을 일으켜서 체내면역체계를 뒤흔들게 되는 것이며 알레르기나 아토피, 자가면역성질환을 생기게 하는 것이다. 또한 설사와 변비가 반복되는 과민성장증후군이 생기고 장독소로 인하여 장과 연결된 간에서 간염이나 지방간, 간경변이 생기게 된다. 이런 독소를 해독하는 과정 중에 부신에서 코티솔의 고갈이 생겨서 만성피로가 생기고, 독소가 갑상선세포를 파괴해서 갑상선질환과 그로인한 저체온 증을 일으키게 되는 것이다. 장에서 생성되는 세로토닌의 부족으로 우울증도 생기게 되는 것이다 현대인들이 앓고 있는 많은 질병들(염증성 질환(비염, 구내염, 장염, 아토피염, 기관지염, 방광염...), 대사증후군(당뇨, 고혈압, 비만, 고지혈증), 암, 동맥경화등

은 만성염증이 원인으로 밝혀지고 있으며, 이러한 만성염증이 생긴 근본원인은 장누수증후군에 기인하는 것이다

증상이 나타나는 부위와 함께 뿌리인 장의 상태를 살펴보는 지혜로운 건강법이 필요하다.

장은 우리 몸의 뿌리

- 건강과 질병은 장에서 시작된다.
- 질병의 증상은 뿌리에서 먼 곳(잎, 가지)에 나타난다.

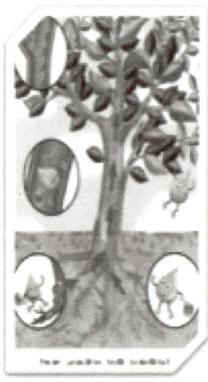

1) 장 주위 면역체계(GALT) : 온몸 면역계의 80퍼센트

2) 장은 제2의 두뇌 : 정보 파악 및 흡수, 신호 감지, 경계 순찰

3) 두뇌세포 만큼 많은 신경세포 : 인체에 있는 **세로토닌의 80~90퍼센트 생산**

장은 인체 내에서 매우 중요한 역할을 담당한다. 우선 장 주위의 면역체계는 우리 몸 면역계의 70-80퍼센트를 차지한다. 면역세포의 70%가 장에 있고 전체임파구의 70%, 항체의 70%가 장에 있기에 인체면역의 70%는 장이 결정하게 되는 것이다. 나머지 30%는 마음, 즉 자율신경이 좌우하게 된다. 또한 신경전달물질의 하나로 심신의 안정과 행복감을 느끼게 만들어주는 세로토닌 호르몬도 장 주위 신경세포에서 80~90퍼센트나 생성된다. 여기에다 장은 단순한 소화기관이 아니라 두 번째 두뇌로 활약한다. 우리 몸에는 뇌가 2개가 있는데, 하나는 머리에-제1의 뇌이며, 다른 하나는 장에 존재해서 제2의 뇌라고 한다. 제1의 뇌는 머릿속의 뇌로 사고를 위한 하드웨어에 해당하며 제2의 뇌는 본능적인 직감과 육감을 담당하게 된다. 즉, 자율적인 정보 파악 및 흡수, 신호 감지, 경계 순찰 등을 통해 외부로부터 우리 몸을 지키는 기능을 하는 것이다.

이러한 장을 지켜주는 파수꾼이 바로 유익 균이다. 장내세균은 유해균과 유익 균으로 나뉘는데, 그 종류는 2,000여종에 이르고 숫자는 100조개 이상이며 무게는 1~2k정도 달할 정도이다. 유익 균이 늘어나면 발효가 되지만 유해균이 우세하면 부패가 일어나게 된다. 유익 균으로는 대표적으로 비피더스균과 락토바실러스균이 있으며 유해균으로는 웰치균, 대장균, 클로스트리듐균 등이 있고, 기회균으로는 박테로이데스균이 대표적이다. 장내 균을 잘 관리해 유익 균은 늘리고 유해균은 억제함으로써 그 균형을 조절하는 사람은 젊고 건강하게 살아갈 수 있다. 장내세균은 우리 몸의 세입자이며 협력자이다. 장내 유익 균은 음식을 통해 섭취하는 독소의 40%가량을 제거해서 해독에 중요한 역할을 담당한다. 그래서 장내세균불균형(유익 균보다 유해균우세)이 생기면 간이 할 일이 많아져서 간 기능이 떨어지게 되는 것이다. 특히 수시로 먹는 항생제나 식품을 통해 섭취하는 방부제, 착색제, 식품첨가물 등은 유익 균을 방해하는 물질로 알려져 있다. 특히 유해균들은 비슷한 무리들끼리 모여서 점액 같은 젤라틴물질을 만들어서 자기 몸을 뒤덮기 시작하고 중금속, 무기질까지 결합하는데, 이러한 코팅막을 '바이오필름'이라고 한다. 한마디로 바이오필름은 유해균의 방커라고 할 수가 있으며, 항생제 내성의 원인으로 작용하기도 한다. 이러한 바이오필름은 약쑥, 향쑥, 정향, 마늘등으로 제거가 가능하기에, 이런 물질 등으로 만들어진 항균제를 활용하는 것이 장내세균균형에 도움이 될 것이다.

최근에는 미이그로비이옴(MIcrobiome)을 조질해주는 식이섬유가 등장해서 관심을 끌고 있다. 마이크로바이옴은 인간몸속에 공존하는 미생물의 유전정보 전체를 말한다. 이런한 마이크로바이옴은 인간유전

자보다 훨씬 많은 유전자를 보유하고 있으며, 제2의 장기, 제2의 유전자(Genome)라고 한다. 그래서 장내미생물을 활용해서, 비만, 아토피, 대장염, 신경질환, 우울증, 조현병을 치료하는 연구가 활발히 진행중인 것이다. 장 환경을 정리해보면, 장내플로라는 공장이고, 장내세균은 공장의 종업원이며, 식이섬유와 올리고당은 공장의 원료가 되며 공장의 생산품은 단쇄지방산(Short Chain Fatty Acid-SCFA)이 되는 것이다.

단쇄지방산은 초산(Acetic acid), 낙산(Butyric acid), 프로피온산(Propionic acid)으로 나뉘는데, 초산은 비피더스균을 생산하여 장의 방어막기능을 담당하며, 낙산은 제어T세포를 증가시켜서 염증을 억제하는 역할을 담당하고, 프로피온산은 간에서 콜레스테롤 합성을 억제하는 것으로 알려져 있다. 최근에는 단쇄지방산의 다이어트효과도 밝혀진바, 지방세포에 있는 단쇄지방산수용체에 결합해서 더이상의 지방흡수를

중지시키게하며, 교감신경수용체에도 결합하여 아드레날린을 분비시켜서 에너지소비를 늘리게하는 역할도 한다. 또한 당뇨 조절 효과도 있는 바, 단쇄지방산이 인크레틴 분비를 촉진시켜서, 인크레틴이 췌장에서 인슐린 분비를 촉진시키는 작용을 하는 것으로 알려져 있다. 식이섬유를 원료로, 장내세균에 의해 생산되는 단쇄지방산의 중요성이, 마이크로바이옴과 더불어 주목을 받고 있는 것이다.

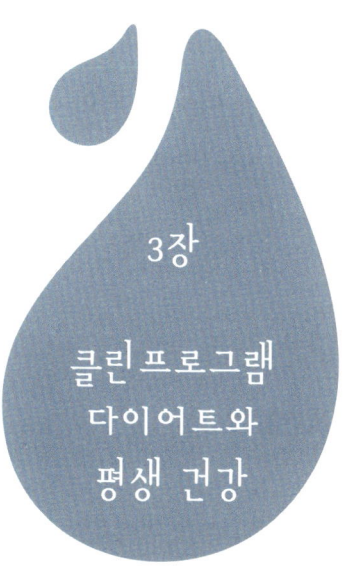

3장

클린 프로그램
다이어트와
평생 건강

3

클린프로그램 다이어트와 평생 건강

1. 클린프로그램 실행

 클린프로그램을 시작할 때 처음에는 약간의 두려움이 앞서게 된다. 뭐든 새로운 것을 시작할 때면 막연한 두려움이 생기게 마련이다. 혹시 배가 고파서 쓰러지는 것은 아닐까? 건강을 찾으려다가 오히려 건강을 잃는 것은 아닐까? 호전반응이 심하게 나타나지는 않을까?

물론 처음에는 힘들 수도 있다. 무엇이든 변화를 일으키려면 그에 따른 반작용이 있게 마련이다. 이를 극복하기 위해 내가 권하고 싶은 것은 몸과 마음의 변화 과정에 대해 일기를 쓰거나 사진을 찍어 관찰하는 일이다. 음식에 대한 자신의 태도, 새로운 식습관, 배고픔에 따른 몸의 반응 등을 기록하고 자기 삶을 되돌아보는 동시에 밝은 미래도 그려보면서 즐거운 마음으로 클린프로그램을 실행하는 것이다.

클린프로그램은 3주간 실행하지만, 배고픔은 3~5일 만에 고비를 맞게 된다. 물론 그 이후에는 되살아나는 자신의 몸과 에너지를 느낄 수 있다. 결론적으로 클린프로그램은 3일에서 5일정도만 잘 견뎌내면 지신의 나쁜 식습관과 생활습관을 바꿀 수 있는 절호의 기회가 되는 것이다. 클린프로그램은 사실 다이어트프로그램이 아니다. 하지만 3주간~3개월의 과정을 잘 마치고 나면, 덤으로 체지방과 체중이 줄어든 것을 알 수 있다. 몸이 젊어지고 건강해진 결과로 체내시계가 잘 돌아가고, 자율신경 밸런스, 호르몬 밸런스가 리세팅 되면서 날씬해지는 것을 느낄 수가 있는 것이다.

클린프로그램 실행하기

원칙

- 두 끼 유동식 : 아침, 저녁 이후 12시간 단식(소화계 휴식)
- 한 끼 고형식 : 점심(유기농 재료)
- 필요할 때의 간식 : 과일(생채소, 블루베리, 라즈베리)
- 하루 물 섭취량 : 2~3리터
- 건강기능식품 : 섬유질, 유산균, 항균제 반드시 섭취

함께 섭취해야 할 영양소

🌱 섬유질

  : 장운동 자극 → 배변 촉진 → 독소 재흡수 방해 및 배출

  : 유산균의 먹이, 콜레스테롤 흡수 방해, 포만감 제공

🌱 유산균 : 1회 복용으로 약 150억 마리 공급

🌱 항균제 : 유해균 제거

🌱 간 기능 지원제 : 항산화제

🌱 간 기능 지원제 : 항산화제

🌱 오메가-3 : 항염제

🌱 단백질 : 유청단백질

🌱 신체 알칼리화 제품

🌱 장 청소 제품

원칙은 하루 두 끼(아침과 저녁)는 유동식을 하고, 한 끼(점심)는 고형식을 하는 것이다. 필요할 때는 간

식을 섭취하되 유기농 과일을 선택한다. 여기에다 충분한 수분(물 2~3리터)을 섭취해야 한다. 클린프로그램은 절대로 무조건 굶는 게 아니다. '영양 해독'이라는 말에서 알 수 있듯 섬유질, 유산균, 항균제, 항산화제, 간 기능 개선제, 파이토케미칼(식물 속에 들어 있는 화학물질로 식물이 외부의 공격으로부터 스스로를 지키기 위해 만들어낸 생리활성물질을 말한다) 등을 충분히 섭취해서 해독의 3단계(배출, 중화, 배설)가 원활히 이루어지도록 해주어야 한다.

2. 3주일 클린프로그램

그러면 본격적으로 3주간의 실행 단계를 살펴보기로 하자.

첫 주는 몸속의 독소가 배출되는 시기로 먹고 마시

는 습관을 바꾸고 음식에 대한 생각을 재정립한다. 이때 우리 몸의 해독 시스템이 원활히 작동하기 시작하면서 몸속에 변화가 일어난다. 즉, 그동안 별다른 일 없이 호의호식하던 몸속의 임파구와 매크로파지(대식세포, 면역 담당 세포)가 갑작스런 굶주림에 놀라 활동을 개시하는 것이다.

이 시기에는 체온이 서서히 상승하면서 새살갈이에 따른 호전반응이 생길 수도 있다. 또한 임파구와 매크로파지가 활발하게 활동함에 따라 지치고 찌든 세포나 매일 생겨나는 수천 개의 암세포의 스크리닝이 잘 이뤄진다.

둘째 주부터는 일그러진 몸의 균형이 리세팅 되기 시작한다. 이 시기에는 피부, 체중, 알레르기, 장 문제 등이 서서히 좋아지면서 신체 계통이 최적화된다.

클린프로그램 = 리부팅 = 리셋

1주째 : 몸속 독소 배출하기

     먹고 마시는 습관 바꾸기

     배고픔에 대한 새로운 느낌

     '호전반응' 출현

2주째 : 막혀 있던 신체 계통 최적화

     표면적인 불균형 증상들(피부, 과체중, 알레르기, 장 문제) 사라지기 시작

3주째 : 활력과 균형, 정서적 안정 되찾기

     진짜 신체 나이 체험

     살 빠짐, 피부 탄력, 눈자위 맑아짐, 잠을 잘 자고 활기찬 하루

     긍정적인 변화, 새로운 비전

셋째 주부터는 활력이 생기기 시작하고 몸의 균형이 잡힌다. 정신적으로도 안정화되는 최고의 시기다. 이때 피부가 깨끗해지고 살이 빠지며 눈자위가 맑아진다. 또한 잠을 잘 자고 활기찬 하루를 보내게 된다. 정신적으로도 긍정적인 변화와 새로운 비전을 느끼는 시기다.

세상에 완전한 건강을 자신하는 사람이 있을까? 물론 입으로는 자신이 건강하다고 허세를 부리며 떠벌리는 사람이 있긴 하지만 건강은 누구든 장담할 수 없는 문제다. 따라서 클린프로그램으로 평소에 건강관리를 하는 것이 좋다. 그렇다고 너무 자주하면 권태로우므로 일 년에 두 번 정도를 권한다. 일 년에 두 번씩 클린프로그램을 실천해 몸속 세포에 씰인 독소를 빼내고 찌든 세포들을 교체해주는 것이다.

정기적인 해독

- 질병(-), 증상(-) : 1년에 한 번
- 만성증상(+) : 6개월에 한 번
- 너무 자주 하면 권태롭다.
- 1주에 하루 클린 : 몸 안식일 = 소화계 휴식일
- 몸 붓기(+) 둔한 느낌(+) – 하루 클린
- 배변 원활

이처럼 클린프로그램을 생활화하면 우리 주위에 만연한 여러 가지 독소로부터 내 몸을 지킬 수 있다. 내가 볼 때는 이것이 건강을 관리하는 최선의 방법인 듯하다. 특히 몸이 붓거나 둔한 느낌이 올 때는 하루나 이틀 정도 클린프로그램을 하는 습관을 들이는 것이 지혜로운 건강관리 요령이다. 더불어 몸의 뿌리인 장을 잘 관리하고 장내에서 충분한 유산균이 활동하게 한다면 우리 몸은 늘 젊음과 건강을 유지할 수 있을 것이다. 결국 건강 그 자체가 몸을 젊게 만드는 항노화다.

3. 호전반응(명현반응)

호전반응을 이야기하기 전에 통합의학에 대해 이해를 하여야한다. 의학은 크게 증상을 중심으로 한 현대의학(화학요법)과 원인의학을 중시하는 통합의학(자연요법)으로 나뉘게 된다. 질병의 원인을 근본적으로 치유하기 위해서는 자연요법을 통해서리야 가능한 것이며 클린프로그램도 자연요법을 기반으로 하고 있다.

구분	자연요법	화학요법
성질	따뜻함	차가움
체온	상승	저하
특성	전체치유	부분치유
반응	호전반응	부작용
기간	장기간	단기간
독성	없음	있음

자기도 모르게 생겨버린 나쁜 식습관(빨리, 편식, 배부르게 먹는 습관)과 생활습관(불규칙생활, 운동부족)으로 나쁜 몸이 된 상태에서 건강한 몸으로 가기 위해서는 반드시 대가를 지불해야 한다. 명현반응은 중국 사서삼경중의 하나인 서경에서 나온 말로 "약을 복용 시 호전반응이 나오지 않으면 병이 낫지를 않는다"고 할 정도인 것이다.

"NO Pain, NO Gain."

결국 호전반응은 병이 치료되는 과정에서 자연스럽게 유발되는 인체의 면역반응 또는 질병자체의 치유과정이 진행되면서 자연스레 표출되는 반응인 것이다. 몸이 질병상태에서 반건강 상태로 바뀌거나 반건강 상태에서 건강상태로 변화하기 위해서는 건강상태에서 질병이 생기던 그 과정을 역으로 경험해야만 하는데, 이것을 현대의학에서는 "치유의 위기(Crisis of Healing)"라고 한다. 그래서 호전반응은 오래된 질병일수록 더 심하게 그리고 더 오래 나타나게 되는 것이다. 면역계의 군대인 백혈구와 소화기계 시스템은 특히 체온의 영향을 크게 받는다.

현대인은 저체온인 경우가 많다. 우리 몸의 심부체온(뇌를 포함한 오장육부의 온도)과 건강은 밀접한 관계가 있는데, 체온이 1도 떨어지면 신진대사가 15퍼센트 감소하고 면역력이 30퍼센트 떨어진다. 반대로 체온이 1도만 올라도 면역력이 다섯 배 이상 활성화되고 혈액이 깨끗해져 건강한 몸이 된다.

 클린프로그램을 실행하면 심부체온이 올라가기 시작하면서 우리 몸속의 방어 인자인 매크로파지와 임파구의 활동이 활발해지기 시작한다. 이들 방어 인자는 몸의 구석구석까지 스크리닝해서 병들고 냉한 세포를 찾아내 제거한다. 곧이어 새로운 세포를 재생하는 과정이 시작된다. 이를 호전반응 다시 말해 '새살갈이 현상'이라고 하는데, 이것은 꺼져 있던 몸속 건강 스위치가 켜지면서 정상화되는 과정을 말한다. 우리면역체계를 강화하는 2가지 방법이 있는데, 그중 하나는 올바른 식습관과 생활습관이며 두 번째는 호전반응이다. 면역력은 약물이나 수술로는 절대 이뤄지는 게 아닌 것이다.

호전반응(명현반응)

- 체온이 상승하면서 **면역 증강** → **자가 치유력 상승**
- 질환을 극복하기 힘든 몸 → 질환 극복이 가능한 몸
- 건강 스위치 OFF → ON
- 체내 왜곡 상태 → 정상 상태
- **새살갈이 현상** : 병들고 냉한 세포를 죽이고 새로운 세포로 재생하는 과정

이종요법이 주가 되는 현대의학에서는 호전반응(명현반응)을 인정하지 않는 게 현실이다. 그것은 자연요법부다는 약물이 주가 되기에 약물의 부작용 문제가 더 크기 때문이다. 만성질환을 앓고 있는 분들이나 오랫동안 약물치료를 받았던 분들은 클린프로그램을 하게 되면 반드시 호전반응을 경험할 수밖에

없다.

  그래서 머리가 아프고 열이 나고 여태껏 경험하지 못했던 온갖 증상들이 나타나면서 본인 당사자나 클린프로그램을 권했던 분들 모두를 당황하게 만드는 일들이 생기게 된다. 증상의 정도에 따라 다르겠지만, 클린프로그램을 하면서 생기는 증상은 일단은 호전반응으로 보면 된다. 특히 열이 심하게 나거나 견디기 힘들 정도의 증상이 생기게 되면 일단은 병원을 방문해서 치료(약물보다는 주사치료를 권한다)를 하게 하는 것이 그 다음을 생각하면 나을 수도 있다. 제 경험상 아직까지는 현대의학을 맹신하는 분들이 많아서 자연요법의 원리를 알지 못하는 의사들의 한마디에 서로의 신뢰가 무너지는 경우를 많이 봐왔기 때문이다. 한 예로 장기간 항생제를 복용해오던 분이 클린을 하면서 몸살, 두통, 발열로 힘들어 하시다가 병원 응급실로 가서 검사결과 염증이 심하다면서 "조금 지났으면 큰일 날 뻔했다"는 의사의 한마디에, 클린프로그램을 권하신 분에게 심한 욕설을 하는 경우도 보았다. 물을 충분히 마시면서 비타민C, 천연소염제 등을 고용량으로 먹으면서 스스로 이겨내는 결단과 이해가 있었다면……. 그리고 열이 가라앉고 나서라도 다시 시작해보고. 또 시작해서 지긋한 약물로부터 벗어나는 해방된 모습을 바랐건만……. 너무도 안타까운 모습을 보게 된 그 일을 잊을 수가 없다. 여러 경험상 호전반응이 심할 경우는 특히 열이 심하게 날 때는 2일 정도는 비타민C, 천연소염제(노니), 항산화제, 배에다 핫팩 등을 해보면서 지켜보다가 진전이 없으면 병원치료(약물보다는 주사치료)를 받고서 증상이 가라앉은 후에 다시 시작하게 하는 것이 좋은 방법이며, 또 열이 나면 똑같은 방법으로 계속 시도하다 보면, 약물의 의존으로부터 벗어날 수 있는 신의 선물을 받을 수가 있는 것이다.

호전반응과 부작용의 차이를 정리해보면 아래와 같다.

호전반응	부작용
치유과정	불필요 과정
예측 가능	예측 불가능
일정 시간 후 증상 없어짐	시간 갈수록 증상 악화
건강 호전	질병 발생

호전반응의 종류에는 4가지가 있는데, 첫째는 이완반응으로 몸이 나른하고 졸리고 기운이 없으며 무기력한 상태를 말한다. 이때는 충분한 휴식과 잠을 필요로 한다. 두 번째는 과민반응으로 설사, 변비, 두드러기, 발열, 오한, 몸살, 불면증 등을 말한다. 세 번째는 배설반응으로 피부발진, 종기, 여드름, 습진, 눈충혈 등이 생기는 반응이다. 네 번째는 통증과 발열, 구토, 나른함이다. 통증은 체내에서 굳어버린 독소나

노폐물이 분해되어 배출되면서 발생하는 현상으로 자연치유력의 중요한 요소이다.

호전반응은 사람마다 호소하는 증상에 차이가 있다. 대체로 감기몸살, 두통, 변비, 피부발진, 콧물, 기침, 저림, 어지럼증, 졸림, 불면, 발열 등의 증상이 나타난다.

발열은 백혈구 활동에 의한 것으로 그동안 움츠리고 있던 백혈구가 세균과 맞서 싸우거나 노폐물을 제거하면서 나타나는 현상이다. 설사나 구토는 이물질을 급속히 제거하기 위한 반응이며 위장기능이 약하거나 예민한 경우, 소화효소나 섬유질섭취가 부족한 사람에게 많이 나타나는 반응이다. 두통은 평소 물 섭취 부족으로 체내수분이 부족하거나 소화가 잘 안될 때 생기며, 현대인들의 커피과다 섭취에 따른 금단증상으로도 생기는 반응이다. 근육통이나 피로, 노곤함은 독소가 배출되는 과정에서 혈액에 녹아들어서 나타나는 현상이다. 변비는 체내수분대사가 정상화되는 과정에서 일시적으로 수분보충과정에서 생기는 현상이다. 경련은 미네랄 섭취 부족과 혈액순환이 원활하지 못해서 나타나며 부종은 체지방이 갑자기 감소하면서 호르몬 불균형 상태에서 균형 상태로 바뀌는 과정에서 나타난다. 이러한 호전반응은 충분한 항산화제와 수분, 천연항염제, 천연비타민C 등을 섭취해 얼마든지 극복할 수 있다. 한마디로 호전반응은 몸의 상태가 좋아지면서 일시적으로 나타나는 반응이라고 보면 된다.

간혹 호전반응이 심하게 나타나는 사람도 있다. 예를 들면 효소 부족으로 저체온증이 있는 사람, 수분 섭취가 부족한 사람은 호전반응이 심하게 나타난다. 또한 운동 부족, 염분 섭취 부족, 수면 부족, 스트레스로 교감신경 우위에 있는 경우에도 호전반응이 심할 수 있다. 이런 분들은 프로그램을 실행하기 전에 영양학이나 자연의학을 이해하는 의료진의 사전검사(장상태, 혈액검사)등을 시행한 후에 하는 것도 현명한 방법이 될 것이다.

호전반응의 대처요령을 정리해 보면,

1. 나타나는 증상 중 발열이 심한 경우는 먼저 비타민C 고용량, 천연소염제(노니)를 수시로 마신다. 설사가 날 때는 유산균을 함께 먹고, 배에다 핫팩을 대서 장주위의 면역계를 활성화시켜준다.

2. 1~2일 정도 증상을 관찰하면서 증상이 줄어들지 않는 경우는 일단 클린프로그램을 중단해 본다.

3. 중단 후에도 증상호전이 없을 시(계속 발열)는 병원에서 주사치료를 받는다.

4. 증상이 없어지면 다시 클린프로그램을 시작해 본다.

호전반응이 큰 경우 = 영양 흡수 저하가 많은 경우

- 효소 부족 : 저체온
- 수분 부족 : 세포 갈증 심화
- 염분 부족 : 역삼투압
- 수면 부족 : 신진대사
- 스트레스 : 긴장-교감신경 우위
- 운동 부족

반면 평소 건강관리가 잘되어 있거나 장의 상태가 좋으면 호전반응이 가볍게 지나간다. 충분한 항산화제, 물, 유산균 등을 섭취한 사람도 가볍거나 아예 느끼지 못하고 지나가는 경우가 있으므로 호전반응은 평소 식습관과 건강 상태를 체크해볼 수 있는 기준이 되기도 한다. 호전반응이 나타나면 이제 내 몸이 좋아질 거라고 기뻐하기보다는, 불안해하고 이 프로그램의 효과를 의심하게 되는 경우도 생기게 된다. 그래서 영양학이나 자연의학을 모르는 의사를 만나게 되면, 프로그램을 권했던 분이나 실행하고 있는 분, 모두를 당황스럽게 만드는 경우가 많다. "네가 의사냐? 이런 거 함부로 드시지 마세요. 큰일 납니다."

호전반응을 견디다 못해 병원을 찾은 분에게 "조금만 늦었으면 큰일 날 뻔 했습니다"라는 의료진의 한마디에 그동안의 신뢰는 무너지고 마는 것이다. 현대의학의 관점에서, 호전반응보다는 부작용에 초점이 맞춰져 있어서 일어나는 해프닝인 것이다.

호전반응이 지나고 나면 세포가 리부팅 되면서 활기와 행복을 느낄 수 있다. 그러므로 다소 힘들지라도 자신과의 싸움에서 이기도록 끈기를 발휘하고 새롭게 태어나는 세포들을 반갑게 맞이해야 한다. 그래서 비온 뒤에 땅이 굳듯이 면역력의 단계도 올라가게 되는 것이다.

4. 금기식과 주의사항

 클린프로그램에서 참기 힘든 일 중 하나는 좋아하는 음식을 먹지 못한다는 점이다. 현대인은 인스턴트식품과 밀가루 음식을 선호하지만 클린프로그램을 실행하려면 그런 음식을 금해야 한다. 다시 말해 현대인은 내 몸의 면역증강을 위해 좋아하는 음식을 3주간 금식하는 인내력을 발휘해야 한다.

 금기식의 대부분은 소화하기 어려운 음식이나 혈당지수(당지수)가 높은 음식들이다. 콩류는 소화하기가 어렵고 베리류를 제외한 대부분의 과일은 당지수가 높아서 금기식에 해당한다. 클린도중에 심하게 배가 고픈 경우는 그동안의 잘못된 식습관으로 위가 늘어나 있어서 생기는 현상으로 2~3주간 클린프로그램을 하고 나면 위가 수축되고 많이 먹는 게 부담스러워진다. 배고픔이 참기 힘들 때에는 블루베리(냉

동도 괜찮음)를 준비해서 간식으로 먹는 것을 권해드린다.

클린프로그램 시 금기식 및 주의사항

🌱 금기식

커피, 밀가루 음식, 인스턴트식품, 탄산음료, 술, 야식, 붉은 고기(소고기, 돼지고기) 등의 산성 음식.

🌱 주의사항

많은 물 섭취 → 변비 예방 ⇒ 클린 효과 극대화

클린프로그램에서는 무엇보다 5대 독성유발물질인 1. 글루텐, 2. 유제품, 3. 설탕, 4. 카페인, 5. 알코올을 피해야 한다. 이러한 독성유발물질들의 특징은 중독성이 있으며 잠깐의 행복을 누리게 만드는 음식들이다. 커피, 밀가루 음식(빵, 라면, 우동, 짜장면 등), 인스턴트식품, 탄산음료, 술, 붉은 고기(소고기, 돼지고기) 등을 금해야 한다. 반대로 물을 충분히 섭취해서 절대 변비가 생기지 않게 해야 한다. 씹고 싶은 욕구를 도저히 참기 힘들 때는 씹을 수 있는 비타민 종류나 식이섬유, 껌을 이용하는 것도 좋은 방법이다. 또한 올바른 식습관을 생활화하는 것이 중요한데, 천천히, 골고루, 배부르지 않게 먹는 습관과 80:20 규칙으로 80%의 채소위주의 식사와 80%정도만 배를 채우는 식사를 하는 것이다.

또한 동물성 단백질과 채소, 식물성 단백질과 채소의 조합으로 식사하고 동물성 단백질과 식물성 단백질을 함께 먹는 습관은 버려야한다.

클린프로그램 적응증

- 대사증후군 : 비만, 고혈압, 당뇨(성인성), 고지혈증, 통풍
- 자가면역질환 : 아토피, 천식, 알레르기, 관절염
- 소화기계질환 : 과민성장증후군, 소화불량, 만성변비, 간질환, 지방간
- 호흡기계질환 : 천식, 기관지염, 폐질환
- 신장계질환 : 각종 신염, 신증후군
- 순환기계질환 : 심장질환, 혈관질환, 하지정맥류
- 만성피로증후군
- 기타 여러 가지 질환이나 증상

클린프로그램 부적응

- 임신 및 수유
- 1형 당뇨
- 암
- 갑작스런 체중 감소
- 혈액 농도 안정약 복용 : 혈전 예방약, 부정맥약
- 기진증후군(spent증후군) : 부신기능부전

설령 부적응에 해당하더라도 매끼 식사를 통한 영양요법을 지키면서 저녁식사 이후 다음날 아침까지 12시간 공복을 유지하는 식습관을 유지하면 안전하게 시행할 수 있다.

5. 클린프로그램 다이어트

 클린프로그램을 하면 여러 반응이 나타나는데 그중 하나가 체중이 줄어드는 일이다. 이를 일명 '해독다이어트'라고 한다. 한때 칼로리 제한을 이용한 체지방 다이어트가 유행하기도 했지만 이 방식을 실천하려면 적게 먹고 많이 움직여야 한다. 현실적으로 이것은 실천하기가 무척 어려운 방식이다. 실제로 식욕 억제호르몬인 렙틴과 식욕 촉진호르몬인 그렐린이 불균형에 빠지면서 많은 사람이 본인의 의지와 상관없이 음식을 입에 달고 지내는 시간이 자꾸만 늘어나는 폐해가 발생하고 말았다. 탄수화물을 과잉 섭취하면 인슐린이 과잉 분비되고, 인슐린이 작동 못하는 인슐린저항성이 생기고, 이어서 렙틴저항성이 생기면서 지방이 부족하다는 인식으로 세트포인트가 상승하면서 식욕이 증가되고, 지방 증가로 비만이 생기고, 이어서 지방간, 고지혈증, 당뇨, 복부 비만 등의 대사증후군이 생기게 되는 것이다. 혈액속의 당은 지갑 속 현금처럼 사용되며, 지방은 은행 예금과 같은 것이다. 인슐린이 증가된 상태에서는 지방 대사는 작동하지 않으며, 인슐린이 떨어져야만 그 다음 지방 대사가 작동을 하게 되는 것이다. 렙틴은 지방 조절 호르몬으로 지방에서 분비되며 체지방이 증가하면 렙틴 분비가 증가해서 식욕이 감소하고, 체지방이 감소하면 렙틴 분비가 감소하여 식욕이 증가하게 된다.

무조건 굶으면 일시적으로 수분이 빠지면서 체중은 줄지만 곧바로 요요현상이 나타난다. 우리가 단식을 할 경우 처음에는 수분이 빠진다. 그 다음으로 포도당이 에너지로 쓰이고 이어 단백질(근육)이 분해된다. 그리고 마지막으로 지방이 분해된다. 이러한 단계로 몸에서 빠져나가기 때문에 다이어트를 올바르게 실천하지 않으면 원하는 지방은 빠지지 않고 근육이 줄어들면서 기초대사량만 감소하는 결과를 초래하고 만다.

결국 다이어트에 성공하려면 클린프로그램을 기본으로 하면서, 4-4-12공복 법칙의 준수, 운동과 식욕 호르몬(렙틴, 그렐린, 인슐린)의 균형을 잡아주어야 한다. 다시 말해 체지방, 호르몬, 해독 다이어트를 함께할 수 있는 제품을 활용하는 것이 최선의 방법이다.

함께 실행해야 하는 다이어트

- 체지방 다이어트 : 체지방 연소, 체중 감소
- 호르몬 다이어트 : 식욕조절, 면역력 강화
- 해독 다이어트 : 혈액 정화, 간과 장 기능 개선

6. 클린프로그램 후 관리

　3주간 자기 자신과의 싸움에서 이기고 나면 신체적·정신적으로 건강과 행복감, 자신감을 느끼게 된다. 만약 좀 더 체중을 줄이고 싶거나 더욱 건강해진 몸을 느끼고 싶다면 약간 간격을 두고 3주 내지 6주 프로그램을 연속적으로 더 실행해 소기의 목적을 달성해도 된다.

　클린프로그램기간이 끝나고 나서는 독성유발물질(맛은 좋지만 잠시 후 끔찍한 기분을 느끼게 하는 음식으로 대개 중독성을 가지는 음식들)을 찾기 위한 1주일의 과정을 해보는 것도 좋다. 이때 해독기간의 식사를 그대로 1주 더 진행을 한다.

　바로 정상적인 식사를 하기보다는 일반적으로 독성유발물질로 대표되는 글루텐(밀가루음식)과 유제품을 섭취하면서 몸에서 느껴지는 반응들을 관찰해서, 향후 식사에서 제거해 나가는 제거식이요법을 하는 것이다. 글루텐은 밀, 호밀, 보리 같은 곡류에 들어있는 단백질로 끈적거리는 풀 같은 성질이 있다. 자가면역성 질환들, 탈모, 우울증, 편두통, 관절염, 골다공증, 빈혈 등도 글루텐과 연관성이 있다고 의심받는 상황이며 특히 갑상선질환의 경우에는 글루텐제한 식이를 하게 되면 갑상선 기능이 정상화되는 경우가 많다고 알려져 있다. 처음 2일간은 글루텐(빵)으로 시험해보고, 이후 2일간은 클린프로그램식사를 다시하고, 이후 2일간 유제품(우유)을 섭취해서 몸의 반응을 느껴보는 것이다. 빅3독성유발물질(정제설탕, 알코올, 카페인)도 하나씩 섭취하면서 자신의 건강을 체크해본다. 내 몸에 안 맞는 식품은 일주일에 한 번 이상 먹지 않는 습관을 키우는 것이 건강관리에 좋은 방법이다.

해독기간, 머릿속에 떠올랐던 여러 음식이 먹고 싶

어져 하나씩 섭취하지만, 그 전에 느끼던 맛과 다르다는 것을 알게 된다. 정화가 이루어져 착한 몸이 된 내 몸이 음식을 대하는 태도가 달라졌기 때문이다.

 계속해서 자신의 독성유발물질을 찾아내서 가능한 섭취를 줄이고, 생식과 소식을 통해 충분한 식이섬유를 섭취하고 알칼리 식품 위주로 식사를 하면서 4-4-12공복의 법칙을 지킨다면, 착한 건강을 유지할 수 있다. 나아가 이를 3개월간 지속할 경우 아름다운 건강체를 만들 수 있다.

" 클린 라이프는
    습관 바꾸기다. "

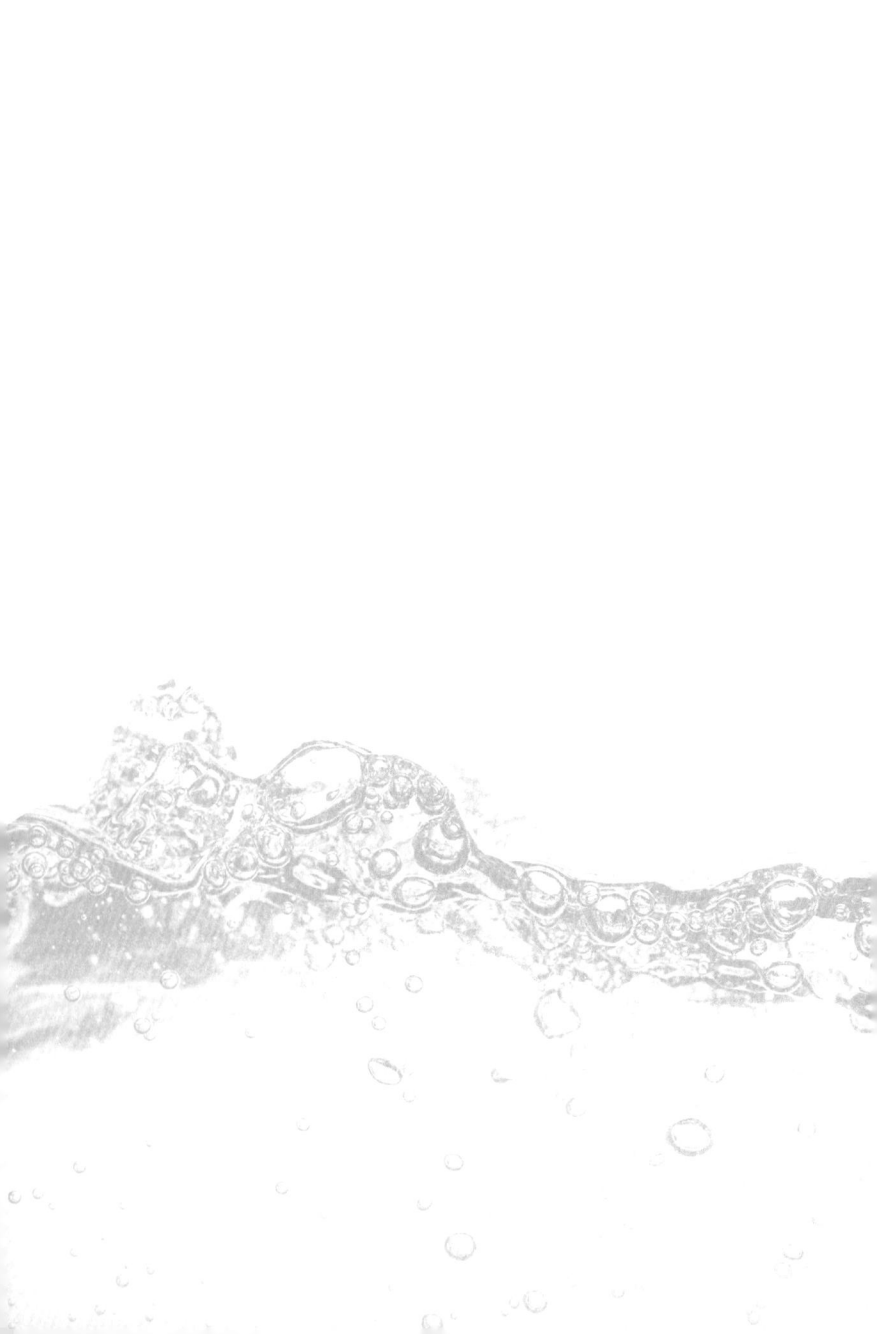

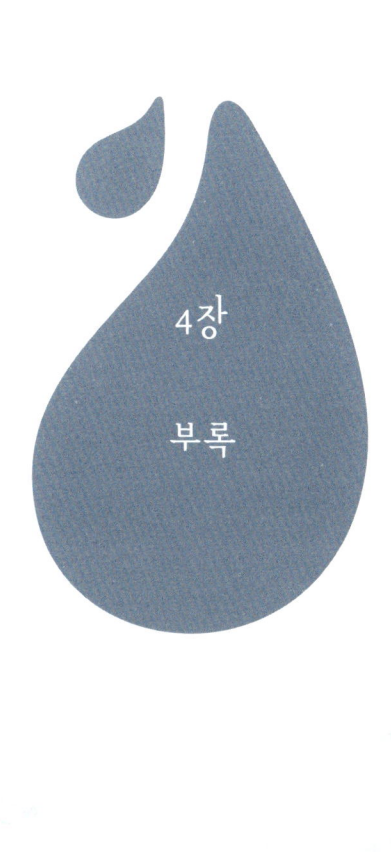

4장

부록

부록

1. 권장식과 금기식

	권장식	금기식
1)채소	녹엽채소, 호박, 토마토, 해조류	감자, 고구마, 옥수수, 비트
2)과일	**베리류**(블루, 라즈, 블랙), 레몬, 라임	그외 **모든과일**
3)유제품	너트밀크, 코코넛밀크, 코코넛오일, 코코넛버터	우유, 치즈, 크림, 요구르트, 버터, 아이스크림
4)곡류	현미, 메밀, 퀴노아	쌀, 밀, 기장, 호밀, 보리, 귀리, 아마란스

5)생선/육류	한류성어류(고등어, 참치, 정어리, 송어, 연어, 청어, 넙치)	통조림류, 소시지
6)식물성 단백질	유기농소고기, 닭고기, 오리고기, 양, 칠면조, 유기농달걀, 완두콩, 렌즈콩, 스피루나, 화분, 남조류	**모든콩류/대두제품**
7)견과류/씨앗류	참깨, 해바라기, 아몬드, 호두, 캐슈너트, 파스타치오, 너트류	**땅콩류**
8)지방	코코넛, 아보카도, 올리브유, 아마씨유, 홍화, 참기름, 아몬드, 해바라기씨유, 호두기름, 호박기름	버터, 마가린, 쇼트닝, 마요네즈, 샐러드드레싱, 스프레드, 가공유지
9)음료수	정수물, 광천수, 탄산수, 녹차, 박차, 허브차, 코코넛물	커피, 알코올, 카페인음료수, 청량음료, 과일쥬스
10)감미료	스테비아, 자일리톨, 라칸토	설탕, 메이플시럽, 액상과당, 꿀, 과습농축액
11)양념	식초, 천일염, 검은후추, 캐럽, 생쵸콜릿, **된장**, 단백질가루, 타마리, 간장, 나마쇼유, 홀그레인 머스타드	일반쵸콜릿, 케첩, 렐리시, 처트니, 바비큐소스, 데리야끼소스, 민트

글을 마치며

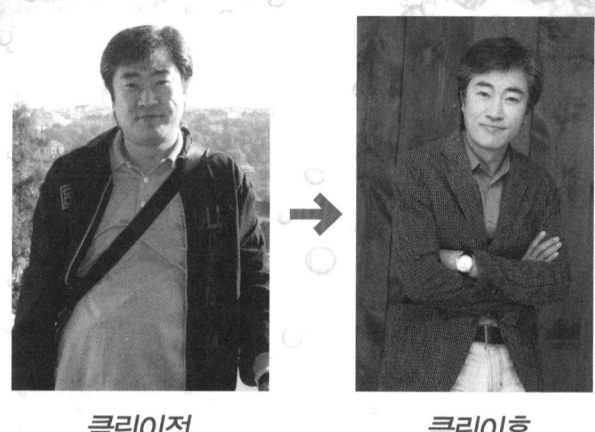

클린이전 → 클린이후

4년 전 시작한 클린프로그램을 통해서 젊고 건강해지고 날씬해진 나 자신을 느낀다. 무엇보다도 천천히, 골고루, 배부르지 않게 먹는 좋은 식습관과 일찍 자고 일찍 일어나고, 규칙적인 운동을 생활화하는 생활습관이 몸에 베게 만들어준, 세상이 나에게 주신 큰 선물에 감사함을 느낀다.

나 자신이 클린프로그램을 일 년마다 1~2번 경험하면서 많은 변화를 경험하게 되었다.

첫 번째 시행 때는 3일 만에 내 몸에 비상이 걸렸다. 평소 피곤하고 지칠 때면 입술에 물집이 생기는 헤르페스바이러스의 발작이 시작된 것이다. 팔다리가 쑤시고 열과 두통으로 끙끙 앓으면서도 사랑스런 비타민의 도움을 받아가며 하루 종일 수술을 마치고 집에 돌아온 뒤 그냥 드러눕고 말았다.

그동안 내 몸속에서 편하게 지내다가 3일간 굶주린 매크로파지, 임파구 등의 백혈구들이 먹이를 찾아 나서면서 헤르페스바이러스와 대전쟁을 치른 탓이다. 체온이 올라가고 몸이 쑤시는 호전반응의 원리를 아는 나는 비타민과 천연소염제, 그리고 물을 충분히 공급해 내 몸속 임파구들에게 보급품을 지원함과 동시에 배에 핫팩을 대 후방에 있던 임파구들마저 공격에 나서게 만들었다. 그 결과 3시간의 전투 끝에 승리의 땀방울을 흘리면서 전쟁을 마무리하는 쾌거를 이뤘다.

그런데 다음 날부터 전쟁의 상처로 눈가와 입안, 콧속까지 물집이 생겼다. 며칠간 힘들었지만 이후 개운해지는 클린프로그램의 진미를 마음껏 맛보았다. 더불어 뱃살과 체지방이 줄어드는 것을 느끼며 행복이란 즐겁고 편안한 것보다는 힘들게 이겨내는 끈기와 보람, 집중에서 비롯된다는 교훈도 깨닫게 되었다. 그야말로 나에게는 행복한 3주였다.

첫 번째 시행 이후로는 별다른 호전반응 없이 무사히 마칠 수 있었다. 나는 시행하면 할수록 몸과 마음의 변화, 삶에 대한 겸손, 감사를 느끼면서 영양요법 프로그램의 매력에 푹 빠졌다. 지금은 주위의 누구에게나 한번쯤 해보기를 권하는 건강법이 되었다.

하지만 부족한 개념으로 어설프게 하기보다는 확

실히 알고 할 수 있는 방법이 없을까를 고민하다 짧은 시간에 '클린프로그램'의 기본원리를 알려주는 소책자를 내게 되었다. 건강 100세 시대에 수많은 건강법이 판을 치지만 나는 해독이 기본이 되어야 한다고 생각한다. 물론 공격도 좋지만 수비만 잘해도 내 몸은 내가 지킬 수 있기 때문이다. 일그러진 벽돌을 새로 쌓으면 더 높이, 견고하게 쌓을 수 있는 것처럼 우리의 건강도 새롭게 리세팅할 필요가 있다.

멋모르고 맛있다고 먹으면서 내 몸을 혹사시켰던 지난세월은 추억으로 남기고 지금부터라도 한번쯤 혀가 원하는 것보다 내 몸이 원하는 것에 관심을 가져야 한다. 습관은 무의식이 의식보다 우위에 설 때 바뀌게 되는 것이다. 이러한 무의식 우위는 결국 제2의 뇌인 장이 결정한다. 그래서 클린 프로그램을 마치고 나면 장상태가 좋아지면서 나도 모르게 습관이 바뀌게 되는 것이다.

요즘 들어 히포크라테스의 말이 크게 들린다.

"음식으로 고치지 못하는 병은 의사도 고칠 수 없다."

결론적으로 클린프로그램요법은 면역 재건 프로그램이며 내 몸을 건강하고 아름답게 만드는 전신성형 방법이다.

저자 문 동 성

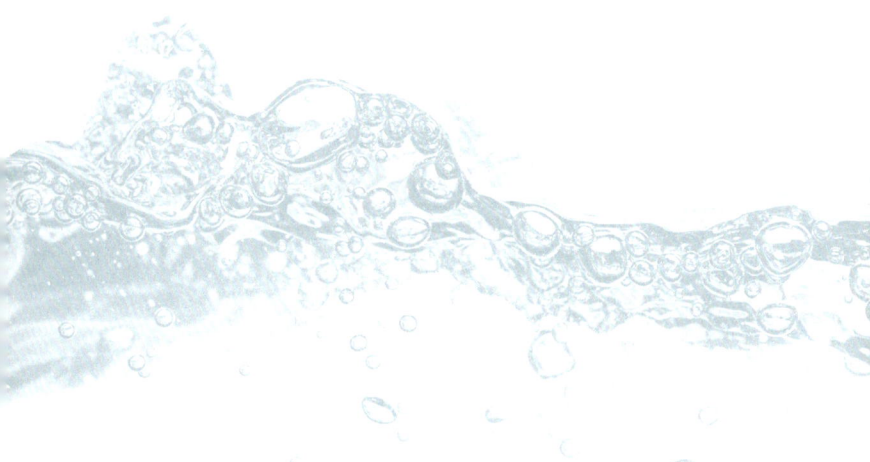